QUELQUES CONSIDÉRATIONS

SUR L'OPIUM,

SURTOUT

AU POINT DE VUE THÉRAPEUTIQUE,

PAR

J.-L. PAGÈS-LALANNE,

Docteur en Médecine de la Faculté de Paris.

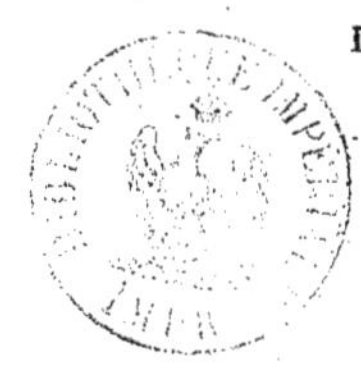

———— ✦◦❂◦✦ ————

PARIS.

RIGNOUX, IMPRIMEUR DE LA FACULTÉ DE MÉDECINE,
rue Monsieur-le-Prince, 31.

1853

A M. LE DR DEPAUL,

Chirurgien des Hôpitaux,
Membre de l'Académie impériale de Médecine,
Professeur agrégé de la Faculté de Médecine de Paris.

Hommage au talent.

A M. J.-B.-D. GAYE,

Employé au Ministère des Finances.

Témoignage d'amitié.

QUELQUES CONSIDÉRATIONS

SUR L'OPIUM,

AU POINT DE VUE THÉRAPEUTIQUE.

> Da veniam scriptis quorum non gloria nobis
> Causa, sed utilitas officiumque fuit.

L'opium, μηκώνιον des Grecs, est le suc des fruits du *papaver somniferum*, plante connue des médecins de la plus haute antiquité.

Soumis à l'analyse par plusieurs chimistes éminents, l'opium, d'après les travaux de Robiquet, de Pelletier et de Couerbe, contient la morphine, la codéine, la narcotine, de l'acide sulfurique et méconique, un acide brun extractif, de la résine et de l'huile grasse, la thébaïne ou paramorphine, la méconine, la narcéine, la bassorine, de la gomme, du caoutchouc, du ligneux, un principe véreux volatil, de l'albumine et des débris végétaux.

L'opium, dont la connaissance remonte, selon les Grecs, jusqu'à Cérès, est sans contredit l'un des médicaments les plus importants de la matière médicale, le plus souvent employé peut-être, et celui dont les effets sont les plus certains.

Effets physiologiques sur les animaux.

Le narcotisme est l'effet culminant des préparations opiacées, soit qu'on les administre à l'intérieur, soit qu'on les applique par la méthode endermique. Nous empruntons les expériences suivantes à l'immortel toxicologiste dont la science déplore la perte récente.

« *Première expérience.* A huit heures du matin, on a fait prendre à un petit chien robuste 12 grammes d'opium brut; à dix heures, l'animal n'éprouvait aucun phénomène sensible; à midi et demi, ses extrémités postérieures étaient très-faibles et paralysées; il se tenait couché sur le ventre; les muscles du tronc et de la face étaient le siége de mouvements convulsifs violents, en sorte que l'animal faisait des grimaces et était déplacé à chaque instant, quoiqu'il s'appuyât avec force sur ses quatre pattes; sa physionomie portait l'empreinte de la stupeur; les pupilles n'étaient pas plus dilatées qu'à l'état normal; les organes de la vision et de l'odorat exerçaient librement leurs fonctions; l'animal ne poussait aucune plainte, mais il paraissait très-abattu; les battements du cœur étaient lents et faibles; à six heures du soir, les secousses convulsives étaient plus fortes et plus fréquentes; le train de derrière était complétement paralysé. Il est mort dans la nuit. On l'a ouvert le lendemain, et on a remarqué que sa tête était légèrement renversée en arrière, les pattes roides et éloignées les unes des autres. L'estomac contenait la presque totalité de l'opium, que l'on pouvait reconnaître à son odeur; la membrane muqueuse de ce viscère était enduite d'une légère couche blanchâtre, facile à détacher, et n'offrait aucune trace d'inflammation; les poumons présentaient plusieurs plaques livides, étaient gorgés de sang, peu crépitants.

« *Deuxième expérience.* A huit heures et demie du matin, on a in-

troduit 8 grammes d'extrait aqueux d'opium dans l'estomac d'un
petit chien affaibli par une expérience faite quelques jours aupara-
vant, et on a lié l'œsophage. Vingt minutes après, les extrémités
postérieures commençaient à faiblir, et l'animal poussait des cris
plaintifs; à onze heures, il était en proie à des mouvements convulsifs
assez violents; il offrait un tremblement dans la tête et une grande
tendance à l'assoupissement; cependant il voyait et il entendait
bien; à trois heures, ses extrémités postérieures étaient complète-
ment paralysées; l'animal faisait de temps à autre des sauts sem-
blables aux secousses qu'imprime aux grenouilles le fluide dégagé
de l'appareil voltaïque; à six heures, il était couché sur le dos, et
dans un grand état de faiblesse. Il est mort à huit heures. On l'a
ouvert le lendemain; le canal digestif n'offrait aucune altération;
le sang contenu dans les ventricules du cœur était noir et coagulé;
les poumons présentaient des taches livides, dont le tissu était dense
et gorgé de sang.

« *Troisième expérience.* A dix heures et demie du matin, on a appliqué, sur le tissu cellulaire de la cuisse d'un petit chien, 3 grammes
d'extrait aqueux d'opium, et on a réuni les lambeaux de la plaie
par quelques points de suture; l'animal n'a pas tardé à éprouver les
symptômes décrits dans les expériences précédentes, et il est mort
deux heures et demie après. »

Notre illustre toxicologiste n'avait pas noté la température des
animaux soumis à ses expériences.

Dans ces derniers temps, quelques essais ont été dirigés dans ce
sens avec le laudanum de Rousseau, l'acétate de morphine et la
codéine; voici les résultats obtenus par MM. A. Duméril, Lecointe,
et Demarquay.

«Nous avons introduit ces substances dans l'estomac et dans les
veines, et le résultat final fut toujours un abaissement de la température, parfois considérable, et dans certaines circonstances il s'est

produit avec une grande rapidité. L'acétate de morphine a été employé quatre fois ; deux fois on l'a mis dans l'estomac et deux fois dans le torrent de la circulation veineuse. Dans le premier mode d'expériences, les doses ont été de 0,30 centigram. dans 120 gram. d'eau à 35 degrés, et ont déterminé une diminution très-notable de la chaleur propre des animaux ; elle est allée jusqu'à 3 degrés dans l'une et l'autre expérience. Un des chiens a succombé le lendemain dans la journée et l'autre a survécu. Une circonstance remarquable, c'est la rapidité avec laquelle les effets sur la calorification se sont produits : ainsi le médicament était porté dans l'estomac depuis une heure à peine, que déjà le thermomètre avait baissé de 2°,9 dans un cas, et dans l'autre de 2°,2.

« Comparativement à ces résultats, deux expériences furent faites avec 0,05 gr. et 0,12 gr. injectés dans l'eau des veines crurales, unis à 60 gr. d'eau à 35 degrés. Avec 0,05 gr., nous avons noté une diminution de 3 degrés, et de 5 avec 0,12 gr. Il est important de mentionner que les animaux ne sont morts que le lendemain dans la journée, vingt-quatre ou vingt-huit heures après le début de l'expérience. Quant à la durée de temps écoulé entre le moment où la dépression de la température s'est manifestée, on constate qu'elle a été très-courte ; car avec 0,12 gr. l'animal a perdu un degré de chaleur en dix-huit minutes, et 3°,2 en quarante-deux minutes, la température étant tombée de 39°,7 à 36°,5. On voit, de plus, que 0,05 gr. ont suffi pour faire descendre le thermomètre de 1°,7 en vingt-cinq minutes, et en trente-cinq de 2°,6. L'abaissement a continué, mais avec plus de lenteur.

« La codéine a été donnée deux fois : la première par l'estomac à la dose de 0,20 gr. ; la seconde fois, 0,10 gr. furent injectés dans les veines. Le thermomètre baissa de 3 degrés.

« Trois expériences ont été faites avec le laudanum de Rousseau ; à deux reprises, on l'a injecté dans l'estomac à la dose de 4 gr. et une fois à celle de 8, 2 degrés de refroidissement. »

Effets physiologiques sur l'homme.

Ces effets sont à peu près analogues sur l'organisme sain ou malade, quel que soit le mode d'administration. Les auteurs ont noté la sécheresse de la bouche, l'anorexie, la soif, l'anxiété précordiale, des nausées, des vomissements. Avec les sels de morphine à haute dose, M. le professeur Trousseau a observé des vomissements sur les deux tiers de ses malades et les a constatés 3 fois plus fréquents chez les femmes que chez les hommes ; au contraire la constipation est assez constante. Mais l'influence de l'opium est surtout remarquable sur le système cérébro-spinal : céphalalgie, vertiges, rêvasseries suivies de somnolence, avec difficulté de remuer les membres ; sommeil quelquefois calme, suspension de toutes les douleurs ; contraction ordinaire des pupilles, face rouge et gonflée ; membres dans le relâchement, respiration lente, diminution ou suspension de la toux et de l'expectoration si elles existent, pouls lent et irrégulier, moiteur générale accompagnée de démangeaisons à la peau, érections fréquentes qui paraissent tenir à une fluxion capillaire qui se manifeste aussi aux lèvres, aux mamelons ; les urines sont moins abondantes et plus difficiles.

Tels sont les effets les plus constants produits par l'opium ; mais il est bien entendu que certaines idiosyncrasies apportent des différences notables à ces phénomènes physiologiques. Tel, sous l'influence de quelques centigrammes d'opium, tombera dans un état de défaillance, avec ralentissement de la circulation, sueurs froides, refroidissement des extrémités, insensibilité de la peau, dans le narcotisme enfin ; tandis que tel autre, sous l'influence des mêmes doses, éprouvera de la céphalalgie, de l'agitation, de l'insomnie, avec accélération du pouls, respiration anxieuse, dans un état enfin de courbature générale. Tout le monde sait les habitudes journalières des Orientaux, qui trouvent dans l'opium une ivresse

extatique qu'ils recherchent avec fureur, ivresse quelquefois déli-
rante qui se produit également chez les Turcs, qui mangent l'o-
pium, et chez les Chinois, qui le fument.

La morphine est sans contredit le principe le plus actif de l'o-
pium ; mais la thérapeutique emploie surtout le sulfate et l'hydrochlorate de cette base.

La codéine a une action de moitié moins forte que la morphine.
M. Martin-Solon, qui a expérimenté l'hydrochlorate de codéine, lui
a trouvé une action deux fois plus forte qu'à cet alcali pur, ce qui
du reste est vrai pour la morphine.

C'est à M. Bailly surtout qu'on doit des expériences suivies sur la
narcotine, qui n'a produit aucun effet remarquable à la dose même
de 250 centigrammes. Je ne sais si l'orgasme génital éprouvé par
deux individus soumis à l'usage de la narcotine doit lui être attri-
bué ; la solution huileuse de narcotine même, si vénéneuse pour les
animaux, paraît sans action sur l'homme, d'après Bailly, Barbier,
Magendie et Martin-Solon.

EFFETS TOXIQUES DE L'OPIUM.

L'action toxique de l'opium a été souvent observée, soit par l'in-
gestion volontaire de cette substance, dans le but de se donner la
mort, soit par l'erreur même des doses administrées par l'art. Nous
empruntons encore à l'ouvrage si éminemment classique d'Orfila
les observations suivantes.

« OBSERVATION Iʳᵉ. — Une demoiselle de vingt-deux ans s'empoi-
sonna avec l'opium. Voici les symptômes que l'on observa : immobilité et insensibilité complètes ; figure pâle, cadavéreuse ; pupilles
insensibles à la lumière, mâchoire inférieure pendante et très-mo-
bile, muscles des membres et du tronc dans le relâchement ; déglutition nulle, respiration le plus souvent peu apparente, quelquefois
un peu bruyante ; pouls un peu fréquent, moins de chaleur à la

peau que dans l'état normal. La respiration de l'ammoniaque, les frictions stimulantes, les vésicants, les antispasmodiques à l'extétérieur, les lavements stimulants, furent employés sans succès. La malade vomit quelques matières liquides et noirâtres; elle ne reprit connaissance que pour retomber quelques instants après dans l'assoupissement, et mourut environ dix-sept heures après avoir pris l'opium. On ne fit pas l'autopsie. » (*Bibliothèque médicale*, août 1806, observation de M. Vermandois.)

« Obs. II. — Une dame, après plusieurs accès de mélancolie pour laquelle on lui avait administré vainement plusieurs remèdes antispasmodiques, avala un matin 4 grammes d'opium brut. Aussitôt propension à l'état comateux, somnolence; pouls d'abord petit, presque insensible, ensuite large, plein et lent; respiration pénible, stertoreuse, quelquefois interceptée, et lorsqu'on imprimait de petites secousses à la malade, on la retirait pour quelques instants de sa léthargie, et on obtenait alors des renseignements sur la manière dont elle avait procédé à son empoisonnement; mais bientôt on l'entendait se plaindre de ce qu'on l'avait réveillée, souhaiter une mort prompte, et elle tournait vers les assistants des yeux ouverts, languissants et abattus. On eut beau lui administrer le tartre stibié, les boissons acidules, lui faire des ustions aux deux jambes avec l'eau bouillante, la panser avec une pommade irritante de cantharides, etc.; elle expira vers les onze heures du soir. » (Alibert, *Nouveaux éléments de thérapeutique*, t. 11, p. 61, 3ᵉ édit.; observation de M. Leroux.)

« Obs. IV. — Le 6 novembre dernier, M. Astley Cooper m'informa sur les quatre heures de l'après-midi, qu'il venait de voir un jeune homme d'environ dix-huit ans, qui, sur les dix heures du matin, avait pris environ 150 grammes de laudanum qui était resté dans son estomac et avait amené des symptômes qui paraissaient menacer d'une mort prochaine. M. Cooper, qui ne le vit que cinq heures après l'accident, m'avertit qu'il lui avait fait prendre à trois heures et demie une dissolution de 6 grammes de sulfate de zinc, lequel avait produit quelques nausées, et lui avait fait vomir environ 45 grammes de fluide qui exhalait une forte odeur d'opium. L'état léthargique avait graduellement augmenté; il était aussi tombé dans une insensibilité complète, et on avait appliqué des sinapismes sans aucun effet remarquable. M. Cooper m'ayant invité à voir ce jeune homme, pour prendre quelques moyens ultérieurs que les circonstances pourraient suggérer, je m'y transportai à quatre heures et quelques minutes. Je trouvai le malade sur le parquet et posé sur les genoux, ayant le corps penché en avant et soutenu par deux de ses amis, qui, comme je l'appris quelques instants après, étaient dans l'intention de le remettre dans son lit et de l'abandonner, n'espérant plus aucun succès des remèdes qu'on pourrait employer. Sa tête était penchée sur sa poitrine; ses yeux fermés, sa figure pâle, sa respiration lente et sonore, comme dans l'état apoplectique; ses mains étaient froides, et le pouls marquait 90 à 95 pulsations par minute, mais d'une manière faible et irrégulière; tous les muscles étaient dans un état extrême de relâchement, et la chair de ses bras notamment était d'une mollesse extrême au toucher et sans élasticité.

«Le vitriol bleu, ou sulfate de cuivre, fut le premier remède qui me vint à l'esprit pour produire le vomissement; environ 2 grammes de cette substance furent promptement dissous dans l'eau, et le malade, étant brusquement relevé et fortement ébranlé, ouvrit les yeux et parut disposé à vouloir faire quelque résistance aux tentatives qu'il nous voyait faire. Nous continuâmes cependant à verser dans sa gorge environ la moitié de la quantité de vitriol de cuivre, dose équivalente à 75 cent., qu'il avala avec une difficulté telle qu'on pouvait croire qu'il était au moment de rendre le dernier soupir. Immédiatement après, sa contenance, qui avait été, pendant un instant, animée, devint effrayante. Il y avait à peine une minute qu'il avait avalé la dose entière, qu'il rejeta subitement par en haut une grande quantité d'un fluide brunâtre qui exhalait une forte odeur de laudanum, ce qui fut immédiatement suivi de deux vomissements analogues , dont la totalité peut être évaluée à environ 2 pintes. On lui fit avaler de l'eau chaude, et on le transporta brusquement dans une autre chambre dans l'intention de s'opposer à l'état d'engourdissement dans lequel il était. Ses membres, qui au premier abord étaient privés de mouvement, revinrent un peu à un état de contraction ; car il commença à se tenir sur les jambes, par le secours des personnes qui l'environnaient. Il continua cependant à avoir les yeux fermés , à moins qu'il ne fût éveillé par un appel brusque et soudain ; les pupilles étaient dilatées, la respiration apoplectique : je recommandai fortement à ses amis de le faire tenir le plus possible sur les jambes , de le promener sans cesse autour de la chambre. Quand je vins le voir le soir, sur les neuf heures , je le trouvai assez bien remis pour faire cet exercice avec l'aide d'un de ses amis ; sa contenance paraissait plus naturelle ; mais il ne répondait encore que par monosyllabes, quand il était pressé par des questions , et cela comme un homme dans un état d'ivresse extrême. Il avait vomi une ou deux fois dans l'après-midi , et me donna à entendre qu'il éprouvait un sentiment de froid dans le creux de l'estomac, une chaleur remarquable à la surface du corps, et un froid marqué aux extrémités. M. Cooper vint aussi le voir dans la soirée , et nous nous accordâmes l'un et l'autre pour recommander qu'on le gardât continuellement dans le même état d'activité forcée pendant la nuit , et qu'on lui fît prendre des doses répétées d'asa fœtida avec l'alcali volatil , le camphre et même le musc , si les autres stimulants ne paraissaient pas suffisamment actifs ; il fut de plus convenu qu'on appliquerait un vésicatoire sur la tête et des sinapismes aux pieds , et qu'on lui présenterait souvent du café et du thé , de même que du jus de citron , dont il avait pris de petites doses pendant la soirée avec un très-grand avantage. Je le vis le matin entre neuf et dix heures ; il se plaignait d'une sensation douloureuse dans la gorge, comme si elle eût été excoriée. Le jour suivant, il fut en état de se promener hors de la maison ; son appétit n'était pas encore revenu, sans avoir cependant d'aversion pour les aliments. Il n'avait eu aucune évacuation depuis sa maladie que celle produite par le lavement qu'on lui avait donné ; peu de jours après, il fut parfaitement rétabli. » (*Transactions médico-chirurgicales*, t. 1, p. 87, trad. de l'anglais ; obs. de M. Marat.)

« Obs. VIII. — Lassus rapporte qu'une femme succomba après avoir pris 2 grammes d'opium..... A l'ouverture du cadavre, on trouva l'estomac enflammé, sans érosion ; les vaisseaux cérébraux étaient gorgés. » (*Mémoires de l'Institut*, sciences phys. et mathém., t. 2, p. 107.)

« Obs. X. — Un malade fut endormi, et mourut pour avoir pris un lavement dans lequel on avait fait entrer 20 centigr. d'opium. Dans une autre circonstance, on a vu un emplâtre opiacé, appliqué aux tempes, rendre furieux et déterminer des spasmes de la bouche. » (Monro, *Essais and observ. phys. and litt.*, t. 3, p. 297.)

J'ajouterai une observation, qui m'est personnelle et qui m'a paru remarquable à plus d'un titre.

Le 25 août 1852, une demoiselle de vingt-huit ans, d'une bonne constitution, jouissant d'une excellente santé, fatiguée d'une existence relativement moins heureuse, prend le matin à jeun, sur les neuf à dix heures, en présence d'une de ses amies, un verre ordinaire aux deux tiers rempli de laudanum de Sydenham, que ses relations avec un élève de Bicêtre lui avaient permis de prendre dans sa chambre. A peine eut-elle pris cette dose énorme de poison, en disant à son amie : *Maintenant je n'ai plus besoin de rien*, qu'elle se jeta tout habillée dans son lit, et tomba dans un coma profond, d'où elle ne sortit que sur les trois heures et demie. A ce moment, arrivèrent chez elle deux personnes étrangères à qui l'amie fit part de ce qui se passait. Celle-ci semblait attendre avec un sang-froid stupide une mort qu'elle croyait certaine. L'une de ces personnes vint me

chercher en toute hâte. J'arrivai vers cinq heures près de la malade.
Elle était couchée sur le dos , dans une immobilité et une insensibilité à peu près complète. Pâleur excessive , presque cadavéreuse ;
température générale du corps très-abaissée; peau froide, presque
glacée ; pouls d'une petitesse extrême , semblant près de s'éteindre.
Tous les muscles dans un relâchement remarquable; respiration
très-lente , s'interrompant par intervalles ; les yeux, languissants et
abattus, ne s'ouvraient par instants que pour se refermer aussitôt.
La malade, répondant difficilement à mes questions, avait à peine
la force de faire entendre une voix presque éteinte. Elle se sentait,
disait-elle , mourir, et témoignait le désir qu'on ne cherchât pas à
la rappeler à la vie. Je me hâtai d'administrer 15 centigrammes de
tartre stibié dans 100 grammes d'eau que la malade prit en trois fois,
de dix en dix minutes. L'émétique produisit aussitôt des vomissements abondants d'un liquide noirâtre , exhalant une forte odeur
de laudanum. En même temps, je faisais préparer une forte décoc-
tion de café, qu'on administra par demi-verres à courts intervalles.
Des frictions stimulantes furent faites à l'épigastre, qui était douloureux, et sur les membres refroidis. A cet instant, la malade fut en
proie à un tremblement général violent qui dura quelques secondes,
et je crus qu'elle allait expirer. Il me parut urgent d'insister sur les
vomitifs ; et je fis donner en deux fois 80 centigrammes de sulfate
de zinc. Nouveaux vomissements qui se répétèrent plusieurs fois;
un lavement avec de l'eau fortement salée procura deux selles qui
offraient aussi la couleur du laudanum et en exhalaient l'odeur.
A huit heures du soir, la malade était dans un état moins inquié-
tant ; la peau offrait à |peu près sa température normale; la res-
piration, moins anxieuse, s'exécutait assez librement, et le pouls ,
quoique petit et irrégulier, battait 90 fois par minute. Je quittai
la malade, en recommandant de lui faire boire alternativement de
la limonade et du café , et de lui appliquer des sinapismes aux
jambes. Le lendemain, à sept heures, la malade, qui n'avait éprouvé
aucun nouvel accident, se plaignait de grands bourdonnements

d'oreille, de démangeaisons insupportables sur tout le corps. Elle accusait un violent mal de gorge, que j'attribuai, pour une bonne part du moins, à l'action du vomitif dont elle avait largement usé la veille. La face était congestionnée, et les pupilles contractées, surtout celles du côté gauche. On continua les lavements purgatifs, les boissons acides; on appliqua de nouveau les sinapismes aux cuisses, et rien ne vint entraver la guérison, qui fut complète six jours après. Les fonctions digestives seules tardèrent à revenir à l'état normal, et cette demoiselle conserva plus d'un mois une inappétence remarquable, une disposition extrême aux vomissements, et une grande faiblesse dans les membres.

Cette observation m'a paru remarquable, surtout à cause de la dose énorme de laudanum qui a été ingérée. Je suis certain que cette dose a été de 85 grammes, puisque j'ai vu à la partie supérieure de la fiole la ligne circulaire traçant l'élévation du liquide. Il en restait 10 grammes dans la fiole, que j'emportai chez moi. Il me fut facile par la mensuration de m'assurer de la dose prise. Du reste, je ne fis que contrôler ce que m'avaient dit et la malade et son amie. Quant au liquide, sa couleur, son odeur, sa saveur, sa consistance, sa densité, ne me permettaient pas de douter que ce ne fût de véritable laudanum de Sydenham. Celui qui était resté dans la fiole que j'avais emportée me permit de le soumettre à quelques réactifs : il rougissait le papier de tournesol, et n'était pas troublé par l'eau distillée. J'obtins un précipité blanc jaunâtre avec l'eau de chaux, précipité soluble dans un excès de liquide. Il rougissait fortement le persulfate de fer.

Caractères anatomiques.

L'examen des cadavres n'éclaire pas beaucoup les causes organiques de la mort. Christison cite plusieurs cas où il n'y avait aucune altération sensible. Cependant voici les altérations qu'on a rencontrées dans quelques nécropsies : vaisseaux cérébraux et pie-mère engorgés, substance cérébrale injectée, sérosité variable dans les ventricules, manifestation de gouttelettes de sang par des coupes horizontales pratiquées dans la pulpe nerveuse, congestion des principaux viscères; poumons denses, plus crépitants, rouges, imbibés de sérosité sanguinolente; cœur et gros vaisseaux contenant du sang noir, liquide ou coagulé; reins et tube digestif congestionnés.

EFFETS THÉRAPEUTIQUES.

Si l'on a fait de nombreuses expériences pour constater les effets toxiques de l'opium, ses propriétés médicamenteuses n'ont pas été l'objet de moins de recherches.

L'habile et éminent professeur qui a écrit des pages si éloquentes sur la thérapeutique, M. Trousseau, a expérimenté surtout l'extrait aqueux d'opium et les sels de morphine.

Modifications de l'appareil digestif.

Le professeur Trousseau indique la soif comme un phénomène à peu près constant. Elle suit plus ou moins rapidement l'application de quelques centigrammes de sulfate ou d'hydrochlorate de morphine sur le derme dénudé, et moins promptement l'administration interne du même médicament ; il y a de plus sécheresse de la gorge et gêne de la déglutition, dégoût des aliments ; les fonctions de l'estomac s'exécutent mal ; les vomissements se montrent souvent au commencement de l'administration des opiacés, mais le sexe, le tempérament, la nature de la maladie, font constater de grandes différences : ainsi les vomissements se sont montrés bien plus souvent chez les femmes que chez les hommes. Les auteurs avaient avancé que le tempérament sanguin activait les effets de l'opium ; M. Trousseau, d'après ses expériences, est d'un avis contraire. M. Bailly avait prétendu qu'un centigramme de morphine suffisait pour amener une prompte révolte de l'estomac ; ce phénomène ne s'est pas produit dans les expériences remarquables dont nous donnons le résumé.

La constipation se montre plus souvent à la suite de l'administration externe des sels de morphine, et la diarrhée après l'administration interne.

Modifications dans les appareils de sécrétion.

On a noté la diminution dans la quantité de l'urine après l'application externe, et l'augmentation après l'administration interne ; beaucoup de malades éprouvent quelque difficulté à uriner. M. Trousseau donne de ce phénomène une application ingénieuse, et qui paraît concluante : il attribue la difficulté de l'excrétion urinaire à ce que les préparations opiacées diminuent la sécrétion du mucus qui revêt la membrane interne vésicale, d'où l'urine traverse moins aisément le col de la vessie. La diminution de la contractilité de la vessie a sa part aussi dans ce phénomène.

Un autre effet remarquable des préparations opiacées, c'est la sueur abondante dont la peau se recouvre, accompagnée d'une augmentation de température, de la coloration de la face, et de démangeaisons extrêmes avec éruptions diverses, telles que prurigo, urticaire, eczéma.

En résumé, l'opium augmente généralement l'exhalation cutanée et diminue les sécrétions internes. Ce fait a peut-être été trop généralisé, mais, sans aucun doute, c'est le plus constant.

Appareil génital.

Les menstrues se montrent plus abondantes et plus rapprochées sous l'influence de l'opium, et si quelques auteurs ont regardé l'opium comme anaphrodisiaque, on cite aussi des individus devenus impuissants pour avoir abusé de cette substance.

Appareil circulatoire.

Dans un mémoire académique, M. Bailly prétendit que les préparations opiacées n'exerçaient aucune influence sur la circulation et sur la respiration ; c'est à peine s'il admet une légère diminution sur ces fonctions. J'aime mieux croire, avec M. Trousseau, que les appareils respiratoire et circulatoire sont puissamment influencés par l'opium, influence rationnelle et presque démontrée par la chaleur de la peau et les sueurs abondantes qui se manifestent d'une manière constante.

Appareil nerveux de la vie de relation.

Les principaux phénomènes de cet appareil sont le trouble de la vue, les bourdonnements d'oreille, les douleurs céphalalgiques, la faiblesse musculaire, le resserrement des pupilles, l'abattement, la faiblesse, répandus sur toute la face.

Il était important de déterminer si l'opium agissait avec plus d'activité appliqué sur le derme, qu'administré à l'intérieur. M. Trousseau, que nous ne saurions trop citer quand il s'agit de thérapeutique, s'est servi, dans ce but, des sels de morphine, et ses expériences, faites avec tout le talent qu'on lui connaît, démontrent, d'une manière péremptoire, que l'absorption est plus rapide par la peau que par l'estomac, effet qui peut tenir à la digestion de cet organe ou à la modification qu'il imprime au médicament.

Comment agit l'opium.

Boerhaave, Witt, croyaient que l'opium fait d'abord sentir son action aux extrémités nerveuses, qui la transmettent au cerveau

par les conducteurs nerveux. Witt arracha le cœur d'une grenouille,
en même temps qu'il lui administrait l'opium, et la sensibilité de
l'animal s'éteignit ; sur une autre grenouille, il laissa le cœur, en-
leva la moelle et le cerveau : il remarqua les mêmes effets, mais
se manifestant avec plus de lenteur. Monro injecta de l'opium dans
les veines d'un animal, et aussitôt se manifestèrent les mêmes effets que si on eût appliqué depuis longtemps le poison sur une autre
partie. Aujourd'hui il n'est pas permis de douter que l'opium n'a-
gisse sur le cerveau par l'intermédiaire des vaisseaux , et les expériences de MM. Magendie, Ségalas, Fodera, Muller, Rapp, etc. etc.,
n'autorisent plus le doute à cet égard.

Du reste, l'idiosyncrasie, la quantité du narcotique employé, l'é-
tat morbide, apportent des différences notables dans les effets de
l'opium : on voit des personnes que les plus faibles doses font tom-
ber dans un état de défaillance, avec ralentissement de la circulation, pâleur de la face, sueurs froides, refroidissement des extrémités et insensibilité de la peau. Il y a des individus qui, par les
doses les plus minimes, éprouvent de la céphalalgie, de l'agitation,
de l'insomnie, et même des mouvements convulsifs.

Donné brusquement à haute dose, l'opium provoque une espèce
d'ivresse, des rêveries délicieuses, une excitation nerveuse si recher-
chée des Orientaux, qui, ne pouvant user de liqueurs spiritueuses
(la religion le leur défend), oublient, à l'aide de l'opium, leurs
peines physiques et morales, et ont sur les autres peuples le triste
avantage de trouver dans un monde imaginaire une satisfaction à
des désirs devenus des besoins, et qui sont la source de tant d'in-
convénients. Du reste, il est digne de remarque que les mangeurs
d'opium, tels que les Turcs et les Arabes, éprouvent cette ivresse à
un plus haut degré que les fumeurs de cette substance, comme les
Chinois, qui, malgré la défense de leurs empereurs, en fument pour
plus de cent millions de francs. Il faut noter aussi qu'on peut arriver
progressivement à prendre des doses énormes d'opium, car des auteurs dignes de foi rapportent des exemples d'individus qui, par

degrés, ont pu prendre impunément jusqu'à 30 grammes d'opium. Le Dr Botta, qui d'abord éprouvait des effets marqués en fumant 2 grammes d'extrait, parvint à en fumer plus de 20 grammes sans incommodité.

La morphine est sans contredit le principe le plus actif de l'opium, 2 à 3 centigrammes procurent le sommeil; mais c'est surtout le sulfate et l'hydrochlorate que la thérapeutique emploie; 1 à 2 centigrammes suffisent.

M. Martin-Solon a essayé l'hydrochlorate de codéine à la dose de 1 à 2 centigrammes, dose équivalente à 5 centigrammes de codéine, et il a obtenu les mêmes résultats qu'avec 1 centigr. de morphine.

La narcotine, qui est un poison pour les chiens, ne paraît pas avoir la même influence fâcheuse sur l'homme, d'après les expériences de M. Magendie, Bailly et Barbier; du moins a-t-il fallu des doses énormes de cet alcali pour obtenir des effets remarquables. Stewart et O'Sanghnessy, de Calcutta, préconisent le chlorhydrate de narcotine, comme le succédané du sulfate de quinine, à la dose de 15 centigrammes; ils ont guéri une foule de fièvres intermittentes rebelles au sulfate de quinine, à l'arsenic, et à d'autres fébrifuges, sans être obligés de porter ce médicament au delà de 60 cent. M. Sertuerner prit sans aucun résultat 25 centigr. d'acide méconique, et M. Martin-Solon, qui le donna à la dose de 20 centigr., n'en retira pas plus d'effet que du méconate de soude et d'ammoniaque, pas plus que de la résine d'opium à la dose d'un gramme. La codéine a été peu expérimentée, à cause de sa cherté extrême; 30 centigr., donnés à la fois par M. Trousseau, n'ont produit qu'un léger narcotisme. D'après Barbier, son action porterait sur les plexus nerveux du grand sympathique.

Effets de la médication opiacée.

Ils se réduisent à trois chefs principaux :

1° Elle émousse la sensibilité, provoque le sommeil, et calme la douleur ;

2° Elle diminue la sécrétion des membranes muqueuses gastro-intestinales, urinaires et bronchiques ;

3° Elle augmente la perspiration cutanée.

De ces trois propriétés culminantes que possède l'opium, sa vertu calmante est la mieux établie ; il n'y a d'exceptions que pour certaines idiosyncrasies : si Brown prétend que l'opium est un hypersthénisant, c'est qu'il prend l'exception pour la règle.

Nous applaudissons aux louables efforts des physiologistes qui ont exercé leur sagacité à nous donner la raison du *quare opium facit dormire ;* mais l'explication la plus ingénieuse perd de son importance au lit du malade. L'important pour le médecin, c'est de guérir : le praticien doit savoir apprécier les effets principaux et secondaires de l'opium sur les systèmes nerveux, gastro-intestinaux et cutané ; c'est là la boussole dans l'emploi des opiacés, afin de saisir les indications et les contre-indications à l'usage de ce puissant modificateur de l'économie. Si l'on n'oublie pas que la turgescence capillaire est un des effets principaux de l'opium, qui songera à l'administrer aux individus disposés aux phlegmasies cérébrales, ou dans les inflammations membraneuses et parenchymateuses ? Qui ne proscrira l'opium chez les individus à estomac débile, frappés d'atonie profonde, ou d'une constitution détériorée ?

DE L'EMPLOI DES OPIACÉS DANS LES MALADIES.

L'opium fut connu dans les premiers temps de la médecine, et Hippocrate en connaissait les propriétés. Les fameux électuaires, le mithridate et la thériaque, remontent jusqu'à Dioscoride et Galien ; mais c'est surtout à dater de Paracelse qu'on assigne à l'opium sa véritable place dans la thérapeutique. Ce fut pour Van Helmont un des spécifiques du Créateur, et un de ses élèves dut à son enthousiasme pour ce médicament le surnom de *medicus opiatus.* Il est vrai qu'à cette époque, les sobriquets étaient de mode. Mais le grand Sydenham ne crut-il pas aussi que, sans l'opium, la médecine serait non pas impossible, comme on l'a écrit, mais qu'il lui manquerait un de ses principaux appuis : *claudicare medicinam*, expression aussi pittoresque que juste, à mon avis? car, si on peut taxer de quelque exagération cette expression d'un des plus grands noms de la médecine, du moins faut-il avouer qu'une foule de maladies trouvent un remède efficace et presque certain dans cet important médicament.

Maladies de l'appareil cérébro-spinal et ganglionnaire.

De tous les moyens mis en usage dans les affections douloureuses, l'opium est certainement le plus puissant pour apaiser le symptôme douleur, résultat qui paraît dû non pas à ce que l'opium guérit le mal, mais à ce qu'il engourdit la sensibilité nerveuse ; il est de la plus haute importance de calmer la douleur, qui engendre souvent l'inflammation par l'excitation qu'elle produit. L'habile et savant professeur de médecine opératoire en a retiré les meilleurs effets à la suite des grandes opérations douloureuses.

M. Malgaigne ne donne pas moins de 30 à 40 centigr. d'opium chaque jour, et plusieurs jours de suite, à ses opérés, pour éviter la fièvre traumatique et hâter la guérison, résultats heureux qu'il obtient par cette méthode, qui a pour avantage de modérer la fluxion sanguine en paralysant l'élément nerveux.

Dans les affections qui siégent dans les autres organes de relation, dans les rhumatismes fibreux et articulaires chroniques, l'opium rend les plus grands services soit seul, soit associé à l'ipéca. Quelle vogue n'a pas eu la fameuse poudre de Dower !

Dans le rhumatisme même articulaire aigu, il a eu d'assez beaux succès entre les mains habiles de MM. Trousseau et Bonnet, qui l'ont employé par la méthode endermique, malgré les craintes peut-être exagérées qui le proscrivent dans cette maladie, comme dans

la goutte régulière aiguë. On ne doit pas oublier, en effet, pour
ne citer qu'un nom célèbre, que Brown, dans un accès de goutte
qu'il rangeait dans les maladies asthéniques, prit l'opium, classé par
lui dans les agents sthéniques. Victime de sa théorie, il périt peut-
être martyr d'une idée systématique.

L'opium est depuis longtemps le remède de prédilection contre
le tétanos, cette affection si redoutable, qui semble défier tous les
agents thérapeutiques; mais pour en obtenir des effets salutaires,
il est nécessaire de dépasser de beaucoup les limites des doses ordinaires : on en a donné jusqu'à 3 grammes dans les vingt-quatre
heures. Quand la déglutition est difficile, complication si fréquente,
il faut le donner en lavement ou par la méthode endermique. Le
Dr Morisson cite douze cas de guérison; il a employé le laudanum
à la dose de 100 gouttes d'abord, avec augmentation d'un tiers
toutes les deux heures; il ne s'arrêtait qu'au moment où la respiration devenait stertoreuse. Il n'a pas craint, dans un cas, d'administrer d'un seul coup 15 grammes de laudanum, audace heureuse,
mais dose énorme et vraiment effrayante, si on ne savait que les
tétaniques ne tombent dans le narcotisme. que sous l'influence de
doses considérables d'opium.

Si la prudence est commandée au médecin, il doit songer aussi au
danger de l'affection, et se rappeler ici le fameux *audaces fortuna
juvat,* pour ne pas avoir plus tard à déplorer le *timidosque re-
linquit.*

L'opium se présente avec une alternative de succès et de revers
dans l'hystérie et la chorée; mais il réussit à merveille dans le *de-
lirium tremens,* et Guersant lui a vu guérir des fièvres nerveuses
intermittentes qui avaient résisté au sulfate de quinine.

Une affection terrible, la plus effrayante peut-être du cadre no-
sologique, l'hydrophobie, qui, dans ces derniers temps, semble avoir
pris des proportions inusitées; pourrait, ce me semble, être
combattue par l'opium à haute dose, et par là j'entends des
doses ordinairement toxiques; car, dans une maladie constamment

mortelle, le médecin ne doit pas se laisser arrêter par la timidité ; et si dans le tétanos on n'a pas craint d'aller à des doses énormes, si dans un jour Monro donne 7 grammes d'opium, Chalmers 30 grammes de teinture thébaïque, Murray 600 grammes de laudanum en peu de jours, si Littleton a guéri deux enfants tétaniques en donnant à l'un 30 grammes de laudanum en un jour, et à l'autre 50 grammes d'extrait, pourquoi, guidé par l'analogie, qui a bien sa valeur en médecine, n'imiterait-on pas l'heureuse audace de ces hardis praticiens, surtout, je le répète, dans une affection où la mort est à peu près constante, et où le médecin est condamné à rester spectateur impuissant de la terminaison fatale ?

Appareil génital.

Dans les métrorrhagies compliquées d'affections spasmodiques, dans les hémorrhagies utérines qui surviennent pendant le cours de la grossesse, M. Paul Dubois donne l'opium avec succès, et j'ai vu M. Depaul, dont le talent et la sagacité sont assez connus, dans une hémorrhagie grave survenue au huitième mois de la grossesse, accompagnée de douleurs vives, calmer, par l'opium, les douleurs intenses et prévenir un avortement qui semblait imminent.

Les médecins anglais ont vanté l'opium presque à l'égal du mercure dans la syphilis ; je crois qu'il est loin de jouir d'aucune spécificité dans cette maladie, et si Larrey, Dupuytren, et d'autres praticiens l'ont associé au mercure, c'est moins comme antisyphilitique que comme correctif de l'action mercurielle.

Cependant nous n'ignorons pas les expériences récentes où l'extrait aqueux revendique à lui seul la guérison de chancres douloureux. Je ne veux pas nier (ces faits ont été patronés par un nom d'une trop haute valeur scientifique) que, sous l'influence de l'opium, le chancre ne se soit cicatrisé promptement, tant d'autres substances pouvant revendiquer le même bénéfice ; mais est-ce à dire que le mal fût guéri? Je ne peux croire à cette conclusion ; le doute est, je pense, permis.

Maladies éruptives.

Dans ces maladies, Sydenham employait avec autant de confiance l'opium que le quinquina dans les fièvres intermittentes. En faisant la part de l'enthousiasme de ce grand médecin pour son médicament chéri, il est certain que l'opium est administré avec avantage dans les éruptions languissantes qui s'accompagnent de diarrhée et de bronchite intense.

Appareil respiratoire.

Dans les maladies aiguës de la cavité thoracique, Sarcone débutait par deux saignées en trois heures; et donnait ensuite 2 centigrammes d'opium toutes les trois heures; il prétendait par cette méthode juguler toute inflammation franche des organes pulmonaires. Cette méthode, quoique préconisée par de fervents adeptes, ne soutint pas sa réputation, et j'avoue franchement que dans ce genre d'affections, la méthode des saignées coup sur coup de l'éminent professeur de la Charité me paraît seule héroïque. Avec elle, on jugule la maladie sans juguler le malade, ce qu'on ajoute parfois, moins peut-être dans un but d'opposition que pour lancer au talent un trait sarcastique.

Appareil gastro-intestinal.

Dans les vomissements nerveux, dans les gastralgies, et même, comme MM. Guersant et Cruveilhier l'ont observé, dans les phlegmasies peu intenses de l'estomac, qui, chez les enfants, tendent à se terminer par le ramollissement de la membrane muqueuse de ce viscère, le laudanum de Rousseau dans l'eau froide ou glacée produit d'excellents résultats.

Mais il n'est pas de remède plus utile peut-être dans le choléra sporadique ou épidémique ; avec l'opium, on enraie les vomissements, les évacuations et les crampes ; mais ce n'est qu'au début qu'il faut y avoir recours, pour y renoncer dès que la réaction s'est manifestée, afin de ne pas favoriser les symptômes cérébraux, qui ne sont que trop communs.

La science est heureuse d'avoir à enregistrer les résultats heureux obtenus par Stokes et Graves, de Dublin, dans la péritonite aiguë ; par Pétrequin, de Lyon, dans les perforations intestinales : quelque extraordinaires qu'ils paraissent dans des affections d'une nature si grave, il faut les accepter avec réserve sans doute, et sans trop compter par les mêmes moyens en obtenir de pareils.

Principales préparations opiacées, et manière de les administrer.

La morphine et la codéine constituent à l'opium ses propriétés principales. On préfère l'acétate, le chlorhydrate et le sulfate de morphine, à cet alcali pur, à cause de son peu de solubilité.

On les donne de 1 à 5 centigrammes, en pilules, en sirop ou en solution.

Le sirop d'opium, qui contient 5 centigrammes d'extrait pour 30 grammes de sirop, le sirop de karabé, qui ne diffère du précédent que par l'addition de 10 centigrammes d'extrait volatil de succin, sont des préparations très-usitées.

Le laudanum de Rousseau, celui de Sydenham, trois fois moins énergique, sont d'un usage journalier.

Je ne mentionne la thériaque, le diascordium, les pilules de cynoglosse, médicaments fort usités jadis, beaucoup moins en honneur aujourd'hui, que pour constater que c'est à l'opium qu'ils doivent leur réputation.

L'extrait d'opium est tous les jours employé dans une foule de circonstances, et je dois mentionner ici les résultats importants obtenus avec l'extrait d'opium indigène de M. Aubergier, de Clermont.

J'emprunte au savant et lumineux rapport de M. Bouchardat, inséré dans le *Bulletin de l'Académie*, les faits importants recueillis par M. le professeur Grisolle.

« Bernard, quarante-sept ans, affaibli (vieux catarrhe, signes de gangrène pulmonaire, insomnie complète pendant quatre nuits), prend, le 6 juin, un centigramme d'opium indigène; pas d'effets. Le 7, 2 centigrammes à la fois; dort sept heures de suite, puis, après un court réveil, s'endort pendant quatre heures. Pas alourdi ni mal de tête; a beaucoup moins toussé.

« Un jeune homme atteint d'une fièvre continue simple, agité pendant les nuits, dort paisiblement pendant quatre à cinq heures lorsqu'il prend 2 centigrammes d'opium français.

« Une femme de vingt-cinq ans, atteinte de coliques hépatiques violentes datant de seize heures, prend, en plusieurs heures, 9 centigrammes d'opium français (3 centigr. à la fois toutes les heures), est un peu calmée après la première dose, s'endort paisiblement après la dernière. La crise était alors terminée.

« Chez des rhumatisants atteints de douleurs vives dans les jointures, et ayant une insomnie à peu près complète, deux pilules d'opium français, de 1 centigr. chacune, ont produit du calme et un sommeil pendant une grande partie de la nuit.

« Femme atteinte de métrite, ayant une insomnie depuis trois nuits, dort paisiblement à l'aide d'une pilule de 1 centigramme.

« Un homme âgé de vingt ans, ayant un emphysème pulmonaire avec insomnie et dyspnée, dort et a moins d'oppression lorsqu'il prend 2 centigr. d'opium français.

« Femme âgée de cinquante-un ans, affectée d'un rétrécissement de l'orifice uréthral, ayant palpitations, œdème des membres et insomnie, est habituellement calme, et passe de bonnes nuits, avec une ou deux pilules d'opium français de 1 centigr. chacune.

«Béguin, trente-quatre ans, avec phthisie de troisième degré, ne dormait pas depuis trois ou quatre nuits, avant ne dormant que trois ou quatre heures de suite, prend, le 31 mai, à sept heures et demie, 2 centigr. d'opium indigène; une heure après, s'endort d'une manière calme, sans rêves. Réveillé à deux heures, s'endort peu après jusqu'à cinq heures. Le matin, se trouve reposé, très-altéré; légère lourdeur de tête (on supprime l'opium). Le 2 juin, dévoiement abondant, dix ou quinze selles, puis pas de sommeil. On prescrit 3 centigr. d'opium. Le 3, dévoiement moindre, sommeil continu (deux pil.). Le 4, sommeil calme, prolongé; il pourrait, dit-il, dormir jour et nuit. Deux pilules, le 5; une selle, même sommeil comme lorsqu'il prenait trois pilules (une pil.). Le 6, sommeil toute la nuit (on suspend les pilules). Le 7, a dormi six heures sans opium. Le 8, dort bien.

«Homme atteint de coliques de plomb médiocres. Prend 3 centigr. le soir, après une potion purgative; dort toute la nuit.

«Homme à constitution très-forte, quarante-huit ans, atteint d'un rétrécissement probable de l'orifice auriculo-ventriculaire gauche, insomnie depuis deux mois, dit dormir à peine une heure chaque nuit; prend, le 5 juin, un centigr. d'opium indigène; même dose le 6, a dormi à peine, pas plus que les autres nuits; quatre centigrammes le 7, a peu dormi; 4 centigr. le 8, a moins dormi; huit pilules de 1 centigr. chacune le 9, il a dormi toute la nuit d'un sommeil calme; peu de céphalalgie.

«Homme de trente-sept ans, atteint de délire nerveux avec insomnie, datant de vingt-quatre heures, survenu à la suite d'une vive contrariété. Deux pilules de 1 centigramme sont prescrites: sommeil calme une partie de la nuit, intelligence intacte.

«Louis-Nicolas, vingt-six ans, traité de rhumatisme articulaire aigu, insomnie depuis huit nuits; prend, le 20 juin, à huit heures du soir, 2 centigr. d'opium indigène : s'est endormi une demi-heure après, a dormi jusqu'à minuit; puis sommeil interrompu, sommeil lourd; pas de rêves, pas de céphalalgie.

« Une femme ayant un cancer utérin est habituellement calmée et dort à l'aide d'une pilule d'opium ordinaire de 5 centigr. ; 4 centigr. d'opium français, pris comparativement, la calment autant. Cette expérience est répétée plusieurs fois.

« Femme âgée de vingt-huit ans, atteinte d'abord de pleurésie avec fièvre et vives douleurs de côté, puis d'un *phlegmasia alba dolens*, ayant une insomnie opiniâtre, est calmée et dort en prenant soit 5 centigr. d'opium ordinaire, soit 4 centigr. d'opium indigène.

« Une femme phthisique, toussant beaucoup, et ne dormant pas les nuits, est calmée, dort de trois à six heures, et tousse beaucoup moins, lorsqu'elle prend 1 ou 2 centigr. d'opium français. « Ayant pris comparativement 2 centigr. $\frac{1}{2}$ d'opium ordinaire, elle n'a éprouvé ni sommeil ni soulagement. »

Expériences de M. Rayer.

Depuis le mois d'août jusqu'au mois de décembre, l'action de l'opium indigène a été étudiée comparativement avec celle de l opium exotique par M. Rayer, dans son service à l'hôpital de la Charité. L'extrait d'opium, préparé et fourni par M. Aubergier, a été donné, sous forme de granules de 1 centigr. chacun, à des doses variables, depuis 1 centigr. jusqu'à 10 centigr., dans des maladies très-diverses. On a pris toutes les précautions nécessaires pour s'assurer de l'administration régulière du médicament et de son action thérapeutique.

Chez un assez grand nombre de malades atteints d'affections chroniques et douloureuses, on a commencé d'administrer l'opium indigène; puis, au bout de quelques jours, sans les prévenir, on l'a remplacé par l'opium exotique, puis enfin par des granules de même volume ne contenant aucune substance médicinale.

Chez un certain nombre de malades, l'action sédative de l'opium indigène a été plus marquée que celle de l'opium exotique.

Ce qu'il y a de certain, c'est que sur une centaine de malades, il a été constaté que les effets sédatifs de l'opium indigène n'ont jamais été au-dessous des effets de l'opium exotique habituellement employé.

Toutes les fois qu'une substance inerte a été substituée pendant un ou deux jours à l'opium indigène, les malades ont accusé le défaut de sommeil ou le retour de leurs douleurs. Constamment l'opium indigène aux doses ordinaires de l'opium exotique a procuré du soulagement et du sommeil... Tel était le cas d'un rhumatisant atteint successivement d'une péricardite, d'une pleurésie et d'une péritonite, à laquelle il a succombé. Dans les derniers temps de la maladie, il trouvait dans l'emploi de l'opium indigène un grand soulagement à ses souffrances. Tels ont été plusieurs cas de phlegmons pelviens, ou des ligaments larges, traités avec succès par les saignées et les vésicatoires volants, et dans lesquels la douleur continuelle et l'insomnie ont été efficacement combattues par l'opium indigène. Nous avons constamment obtenu un soulagement non moins notable que celui que produit l'opium exotique.

Il est peu de maladies dans lesquelles l'opium indigène ou exotique ne puisse être employé, soit pour calmer une douleur, soit pour procurer un sommeil réparateur, soit pour modifier l'innervation ou les sécrétions.

La plupart des préparations d'opium peuvent être données à l'intérieur ou appliquées extérieurement par la méthode iatraleptique ou par la méthode endermique.

La méthode iatraleptique offre l'inconvénient de laisser le médecin dans l'incertitude sur la quantité de médicament absorbé, et les accidents redoutables qu'on a vus quelquefois survenir lui assignent des limites assez restreintes.

La méthode endermique, due à un savant médecin naguère enlevé à la science, est appelée à rendre de grands services à l'humanité souffrante.

Je me réjouis en terminant ce travail, bien imparfait sans doute, de penser que la France va cesser bientôt d'être tributaire de l'Égypte, de Constantinople ou de Smyrne. Il y a près d'un demi-siècle que Napoléon faisait un appel au patriotisme des savants pour remplacer, par les produits de notre sol, les productions exotiques, et Loiseleur-Delongchamps cherchait dans l'extrait de pavots un succédané de l'opium. C'était l'époque du blocus continental. Plus tard, le général Lamarque, qui, après s'être illustré sur les champs de bataille de l'Empire, se livrait, nouveau Cincinnatus, aux travaux des champs et à la culture des pavots, envoya des échantillons que Pelletier et Caventou soumirent à l'analyse. Ces deux savants constatèrent la richesse en morphine du suc laiteux des pavots. Enfin, dans un temps où, sous l'impulsion vigoureuse d'un autre Napoléon, l'art et le génie prennent un essor inouï pour enfanter des prodiges, l'Académie impériale, par l'organe du célèbre professeur d'hygiène, contrôle et encourage les utiles travaux de M. Aubergier. Heureux si, grâce à son énergie persévérante, l'opium français parvient à détrôner l'opium de l'Orient !